教育部全国综合防控儿童青少年近视专家宣讲团
国家眼耳鼻喉疾病临床医学研究中心

重点推荐读物

学习网课时如何科学用眼防控近视

主 编

吕 帆 瞿 佳

编 委（以姓氏笔画为序）

毛欣杰 吕 帆 刘新婷 卓 然 姜 珺 滕 青 瞿 佳

人民卫生出版社

图书在版编目（CIP）数据

学习网课时如何科学用眼防控近视 / 吕帆，瞿佳主编 . 一北京: 人民卫生出版社，2020.2
ISBN 978-7-117-29821-6

Ⅰ. ①学… Ⅱ. ①吕… ②瞿… Ⅲ. ①儿童 - 近视 - 防治 - 中国②青少年 - 近视 - 防治 - 中国 Ⅳ. ①R778.1

中国版本图书馆 CIP 数据核字（2020）第 028484 号

人卫智网　www.ipmph.com　医学教育、学术、考试、健康，
　　　　　　　　　　　　　　购书智慧智能综合服务平台
人卫官网　www.pmph.com　人卫官方资讯发布平台

书　　名　学习网课时如何科学用眼防控近视
主　　编　吕帆　瞿佳
出版发行　人民卫生出版社（中继线 010-59780011）
地　　址　北京市朝阳区潘家园南里 19 号
邮　　编　100021
E - mail　pmph @ pmph.com
购书热线　010-59787592　010-59787584　010-65264830
印　　刷　北京盛通印刷股份有限公司
经　　销　新华书店
开　　本　710×1000　　1/16
印　　张　3.5
插　　页　1
字　　数　38 千字
版　　次　2020 年 2 月第 1 版　2021 年 12 月第 1 版第 2 次印刷
标准书号　ISBN 978-7-117-29821-6
定　　价　18.00 元

打击盗版举报电话: 010-59787491　E-mail: WQ @ pmph.com
质量问题联系电话: 010-59787234　E-mail: zhiliang @ pmph.com

前言

目前正值抗击新型冠状病毒肺炎的关键时期，如何防控新型冠状病毒肺炎的传播，最有效的办法就是："宅在家里不出门"！这句话从专业角度说，就是医学和公共卫生专业的术语"隔离"，实践证明它确实是控制传染病传播的有效方法，这段时间抗击疫情的成果已充分证明了它的有效性。因此，"宅在家里不出门"成了我们保护好自己，保护好家庭，不给政府添麻烦，为社会做贡献的重要方法。

作为人口中最庞大群体的中小学生当然不能置身事外。近期，教育部已根据这次的疫情做出了推迟开学的重要决定，同时为了不耽误学习，保证学生学习的连续性和教学进度，老师和学生需要选择线上教学和网上学习，这可能成为未来几个月，乃至今后重要的教育和学习形式。一些家长也发现孩子在疫情期间出现对学习缺乏兴趣，作息不规律，情绪烦躁等新情况。可以看出，中小学生的身心健康将面临新的挑战，他们的眼睛健康，尤其是儿童青少年近视防控也将面临前所未有的考验。我们在充满战胜疾病的信心的同时，更需要找到有效的举措和方法，并通过机制体制的创新来解决网上学习带来的新问题，真正做到抗疫、学习两不误，"宅家学习"、防控近视双胜利，这就是我们写这本书的初衷和目的。

扫码观看预防近视护眼动画

　　本书以问题为导向，通过一一解答中小学生和家长最为关心的 22 个涉及眼健康、近视防控及相关的热点问题，以浅显易懂的语言，让大家真正了解学习网课时科学用眼防控近视的科普知识。

　　为了写好这本特殊时期、特殊环境下的特殊读本，我们在人民卫生出版社的鼓励下，特邀请教育部全国综合防控儿童青少年近视专家宣讲团和中华医学会眼科学分会眼视光学组的著名专家，联袂温州医科大学附属眼视光医院的近视和视光专家、医生，特事特办、急事快办，在最短的时间里写出并出版此书。我们希望通过这本书，在这个重要时期内，为中小学生提供"一手抓抗击疫情，一手抓保护眼健康、有效防控近视"的有益、有效的方法途径和精神食粮。

吕帆　瞿佳

2020年2月18日

目录

1. 为什么写这本书？

　　抗击新型冠状病毒肺炎（简称"新冠肺炎"）非常重要！儿童青少年们停课不停学、网课学习也非常重要！因为只有坚持学习，增长知识，同学们才能成为像钟南山爷爷、李兰娟奶奶那样的共和国脊梁，成为建设我们祖国的栋梁！

　　根据目前疫情的态势，同学们要继续暂别熟悉的教室，眼前没有可亲可敬的老师，没有朝夕相处的同学，并且在家里整天面对电视、电脑或手机的屏幕，活动的空间小了，户外体育课更是无法实现。同学们可能很关心：在这样的环境下，自己的眼睛健康会不会受到影响？近视是不是更容易发生？近视度数会不会更容易加深？……对于这些问题，本书都将给予解答。

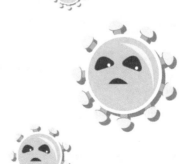

同学们在网上努力学习文化知识的同时，更要学会科学用眼，学会保护视力健康、积极防控近视。和你们的爸爸妈妈一样，我们也一直在关心呵护着你们的眼睛，在抗击新冠肺炎疫情期间，我们组织了一些眼科专家，为停课不停学、继续网上学习的同学们编写了这本书，**希望这本书陪伴你们和爸爸妈妈一起共度这段特殊的时期，在此期间你们能努力学习、爱护视力、健康成长！**

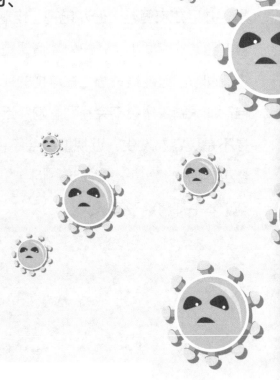

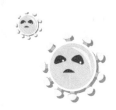
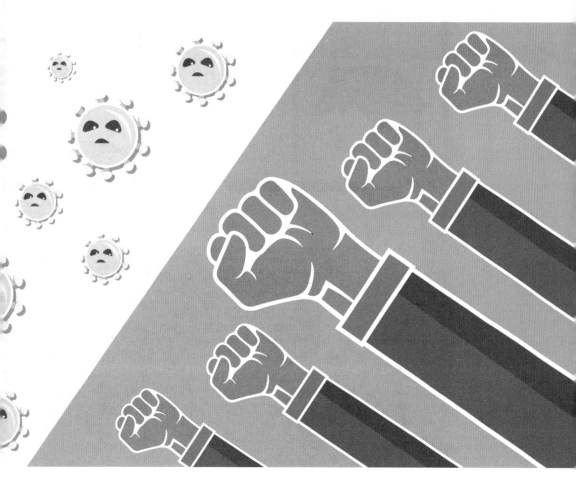

2. 如何选择用于长时间网上学习的电子产品？

目前，网上学习的形式主要是通过让同学们在家观看电子产品来实现。常用的电子产品包括投影仪、电视、电脑、平板电脑、手机等。既然要从教室转移到家里，通过长时间观看电子产品开展网上学习，那么，什么样的电子产品更好？我们该如何选择？

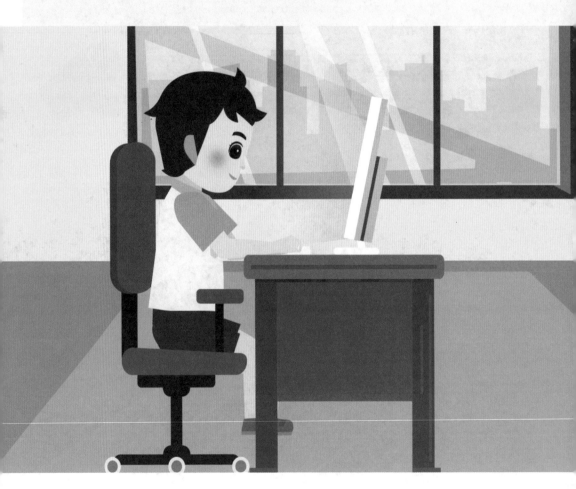

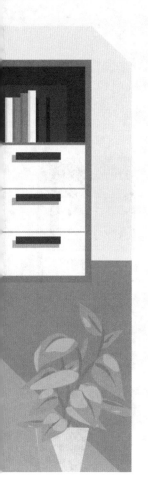

（1）选择电子产品时屏幕的大小很重要，有条件的情况下尽量选择屏幕较大的电子产品。建议的先后顺序为投影仪、电视、电脑、平板电脑，最后为手机，最好选择将课程投影到大屏幕或链接到较大屏幕的电视上，这样才有可能在大于 3 米的远距离处观看，避免近距离用眼。

（2）尽量选择屏幕分辨率较高的电子产品，减少用眼不适和疲劳。

（3）最好选用带液晶显示器的电脑，将屏幕亮度调整至看上去舒服的状态，不要太刺眼。

3. 网课设置多长时间比较合适?

　　长时间观看电子产品毫无疑问是同学们近视发生和发展的危险因素。因此，减少每次观看电子产品的时间和控制观看电子产品的总时长对近视防控非常重要。

　　观看电子屏幕的最佳建议用眼习惯是看屏幕20分钟后，要抬头眺望6米外（20英尺）远处至少20秒以上，即常说的"20-20-20"口诀。

　　因此小学阶段的学生们建议每节课 20 分钟为宜，每天线上学习的时间应控制在 2.5 小时以内；中学阶段的学生们建议每节课 30 分钟为宜，每天线上学习的时间应控制在 4 小时以内。建议每节课课后休息至少 15 分钟，休息期间要让眼睛眺望远处的风景或物体（或做眼保健操），从而得到适当的休息。为方便学生们课后回看老师讲课的视频，建议授课形式采用微课或慕课的形式。

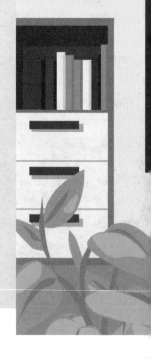

另外，为有效控制观看电子产品的总时间，提醒各位同学，除了每天的网络上课时间外，尽量不要再增加额外的电子产品使用时间，如打电子游戏等。

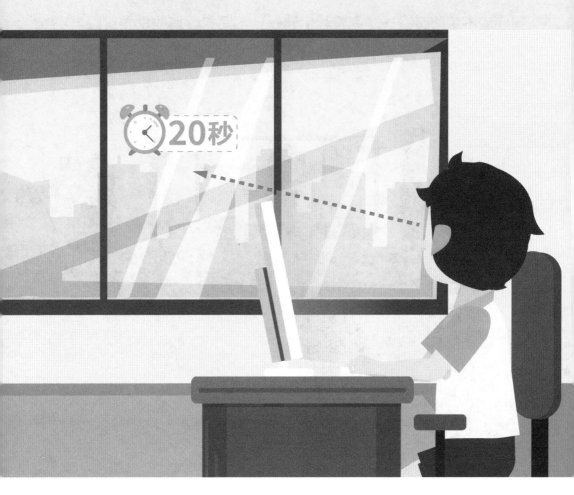

4. 上网课时应不应该有家长陪同？

　　特殊时期居家上网课，不仅仅是同学们自己一个人的"战斗"，也成为全家人共同的事情。通常上课前父母会帮你精心布置好上网课的环境，配置好电脑，调整好话筒和耳机，等待网课正式开始。这时，由于全家人都在一个屋檐下，有一个很现实的问题：网课时到底应不应该有家长陪同？我们建议：不同年龄层的学生可以有不同的安排。

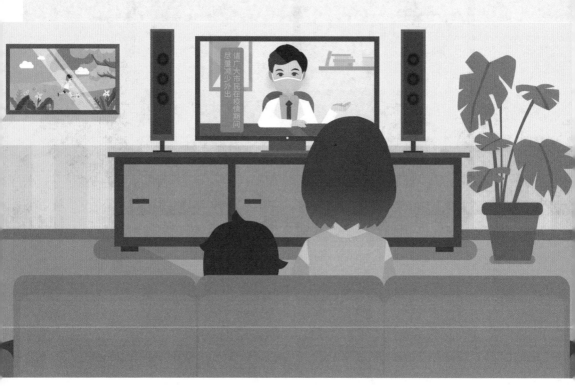

（1）小学生：年龄小的小学生们在没有老师的监督和指导，也没有同学们相伴时，可能很希望家长陪同，以便为上网课学习做好准备。家长陪同能协助小学生与老师互动沟通，完成学习目标和任务，同时还有助于监督他们的读写姿势。养成科学用眼的好习惯离不开家长的不断提醒和纠正。

（2）初中生：一般可以独立完成网上学习的操作，他们通常希望自己有一定的独立空间，能够被信任和尊重，因此，可能希望家长能仅在需要的时候出现。家长这时重要的是做好后勤保障工作，指导他们科学用眼，保证学习效果。

（3）高中生：能完全独立完成网上学习的各种安排，网课学习期间也是培养他们独立自主安排学习、养成良好学习习惯的好时机。由于高中生的学习时间相对比较长，建议家长监督他们上网学习的时间长度，提醒他们在适当的时间进行远眺、闭眼、做眼保健操等放松活动。

（4）家长：学生在家上网课时，尽量帮助他们营造一个良好的学习氛围，最好让他们有一个单独、纯粹的学习空间，旁边不要放置食品或者其他分散注意力的物品。学生上网课学习期间，家长尽量做到不与孩子讲话，不大声喧哗，尽量保持环境安静。

5. 在家上网课，什么才是正确观看电子产品的姿势？

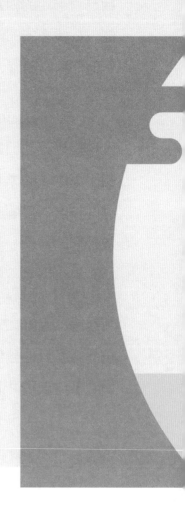

在家上网课，中小学生该如何正确观看电子产品，避免或减少眼部不适，有效防控近视的发生发展呢？

（1）同学们在观看电脑时，**眼睛离电脑屏幕的距离应不少于 50 厘米（约一臂远），眼睛稍稍向下看**，即看电脑的视线微微向下，电脑屏幕的中心位置应该在眼睛视线下方 10 厘米左右，此时，眼睛注视的视线角度比眼睛的水平线大约低 15 度左右。

（2）观看电视时，**眼睛距离电视屏幕 3 米以上**，屏幕中心点高度略低于学生坐姿时眼睛的高度。

（3）**线上学习应在光照充足的房间内进行**，房间光线不足时应打开房间顶灯和台灯。使用的电子设备屏幕亮度应与环境亮度相适应，不宜过亮或过暗。如果电脑靠近窗户，**应保持电脑屏幕背向窗户**，避免强光直接照射屏幕，以减少屏幕反光。

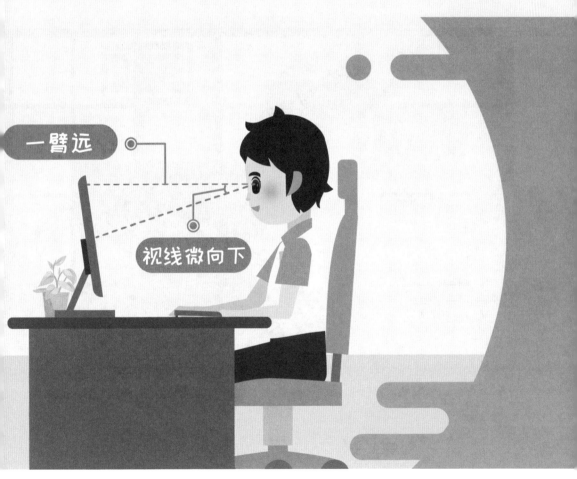

一臂远

视线微向下

6. 上网课课余时间，如何让眼睛得到有效的休息？

在家上网课必须使用电子产品，而电子产品看久了容易产生眼睛疲劳，也容易引发近视。一般学校网上上课20~30分钟后会休息10~15分钟，这时我们该怎样做才能让眼睛在课间时得到充分有效的休息呢？

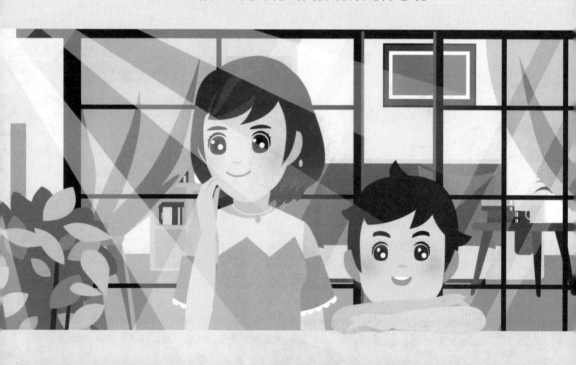

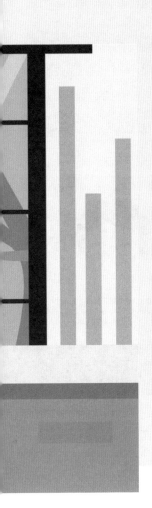

（1）课间休息时，眼睛要多看远处，注意不要再盯着电脑或手机屏幕了。这是因为我们人类的眼睛就像一台照相机，也像照相机一样会自动调焦。当看近处的物体时，需要眼睛来调节聚焦，同时眼睛附近的肌肉参与协调这一过程，时间久了就会疲劳。而在看远处物体时，眼睛是放松和舒适的。建议同学们课间去阳台或自家院中眺望远处物体，从而使眼睛得到休息。

（2）可以通过做眼保健操的方式让眼睛得到休息。

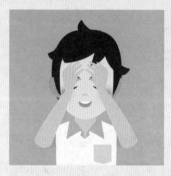

第一节： 按揉攒竹穴。双手大拇指按于眉心的穴位处，其余指尖轻触前额，拇指按节拍揉圈，做四个八拍。

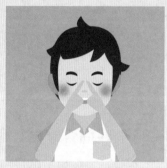

第二节： 按压睛明穴。用双手示指分别按在两侧眼窝穴位处，按节奏上下按压，做四个八拍。

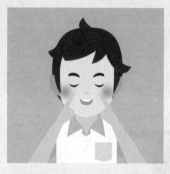

第三节： 按揉四白穴。用双手示指分别按在两侧穴位处。大拇指抵在下颌凹陷处，其他手指握紧。每拍一圈，做四个八拍。

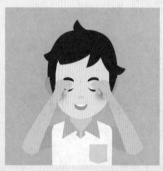

第四节： 按揉太阳穴，刮上眼眶。大拇指按于两侧太阳穴上，其他手指自然弯曲，先用大拇指按揉太阳穴，每拍一圈，揉四圈。然后大拇指不动，用双手示指的第二个关节内侧，从眉头刮到眉梢。连刮两次，如此交替做四个八拍。

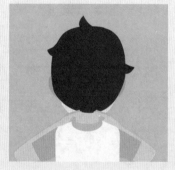

第五节： 按揉风池穴，双手示指和中指分别按在两侧颈后的穴位上按揉穴位。每拍一圈，做四个八拍。

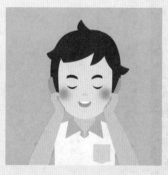

第六节： 揉捏耳垂，脚趾抓地。用大拇指和示指捏住耳垂，揉捏穴位。同时双脚全部脚趾做抓地动作。每拍一次，做四个八拍。

扫码观看
预防近视护眼健身操视频

（3）课间休息时，同时建议站起来活动一下躯干和四肢，在不影响邻居的前提下可在室内、阳台或院子里进行跳绳、拍球、踢毽、做室内操等空间需求较小的体育锻炼，避免因久坐或长时间紧盯电子屏幕出现的颈部及肩背部酸痛不适。我们创建了一套预防近视护眼健身操，帮助同学们居家时在较小的空间里舒缓、协调和活动全身肢体和关节，同时也结合了对眼睛的活动锻炼和放松休息。扫描上方二维码即可观看并学习，建议在做操之前和之后最好闭目休息 20 秒，以更好地帮助眼睛获得有效休息。

7. 在家手机、电脑看多了，眼睛干涩怎么办？

  上网课的时间长了，一些同学可能会出现眼睛干涩、灼热，或者有异物感、视力不稳定或暂时模糊的现象，严重或敏感者可能还会觉得睁眼困难、眼球胀痛甚至头痛。这一系列症状的出现，在临床上叫作视频终端综合征（computer vision syndrome）。

  长时间观看手机、电脑等出现眼睛干涩的原因主要是当我们的眼睛注视电脑或手机屏幕时，眨眼次数会减少，而眨眼是保证泪膜均匀分布在眼表的重要条件。人眼正常情况下平均每分钟眨眼 20 次左右，而使用电脑或手机时，长时间睁眼凝视快速变动的屏幕，眨眼次数明显减少，每分钟只有 4~5 次。

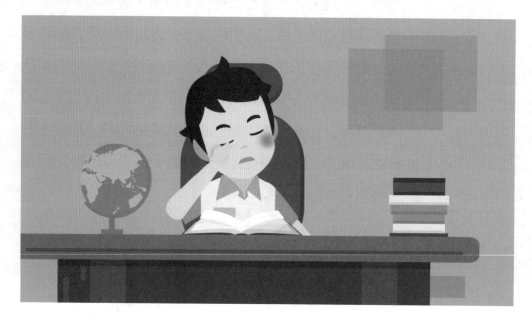

如果自觉眼睛干涩，我们该怎么办呢？以下几点建议可供同学们参考：

（1）连续盯手机或电脑屏幕的时间不要太长，根据"20-20-20"口诀，建议看屏幕 20 分钟后，要抬头眺望 6 米外（20 英尺）远处至少 20 秒以上。

（2）保证室内合适的温度和湿度。空气、温度和湿度不合适也容易引起眼睛不舒服，尤其是室温较高和湿度较低更容易导致干眼和眼疲劳。建议室内温度最好控制在 18~20℃，并在房间内放置一些水，使空气内的湿度增大；也可适量摆放一些绿色植物，一方面能促进空气质量改善，保持空气湿润；另一方面，眼睛在疲劳时注视绿色植物能得到一定的休息。

（3）在使用手机、电脑时，尽量有意识地提醒自己多眨眼，每分钟眨眼 12~16 次，并且要完全闭上再睁开，保证泪液充分湿润眼睛。

（4）热敷是缓解眼睛干涩和疲劳的有效方法。热敷的方法是把 60℃左右的热毛巾放在闭着的眼睛上。这样简单的眼睑热敷可以刺激泪腺体分泌，促进眼的血液循环，减少干眼等不适的发生。

（5）如果是隐形眼镜配戴者，建议适时地交替使用框架眼镜，即隐形眼镜与框架眼镜轮换使用，最好多戴框架眼镜。

（6）如果干眼症状比较严重，通过以上方法不能缓解者，可以考虑滴用不含防腐剂的人工泪液缓解干眼症状。

8. 在家学习，如何保持正确的读写姿势？

疫情期间，家成为同学们学习的主要场所。没有了学校里的桌椅配置，同学们在家里阅读、书写的姿势会更随意，躺在床上看书、趴在桌子上写字、眼镜贴着书本阅读，各种姿势让家长"抓狂"。目前研究表明，不正确的书写和阅读姿势也是近视发生、发展的危险因素。因此保持正确的读写姿势对预防近视非常重要，同学们应注意以下几点：

（1）阅读书写要注意保持"一寸一拳一尺"的姿势：握笔手指离笔尖一寸，胸口离桌一拳，书本离眼睛一尺。其次，要保持正确的坐姿，头摆正，肩放平，身体直，稍前倾，两腿并排脚放平。看书时，把书拿起来斜放在桌面上。写字时，拇指和示指捏笔，中指在下托笔，笔杆与桌面成 50 度角，这样的书写姿势可以保证眼睛能看到笔尖。建议在家学习期间，家长尽量安排高度合适的桌椅供孩子学习时使用，同时指导和督促孩子保持正确的学习姿势。

（2）连续读写时间不宜过长，小学生最好不要超过 20 分钟，中学生最好不要超过 40 分钟，读写 20 或 40 分钟后要休息 10 分钟，休息期间可以通过远眺或做眼保健操的方式使眼睛得到休息。

（3）读书和写作业时环境和照明也非常重要，光照强度应大于 300 勒克斯（lx），不要在光线昏暗的环境看书，不要在走路、吃饭时看书，不要躺在床上或趴在床上看书。

（4）尽量选用字体清晰的书本阅读，除了网课，尽量减少看电子书或电脑的时间。

保持正确的读写姿势对于维持双眼正常发育具有重要作用。歪头看书、写作业往往是造成双眼视觉发育不均衡的重要原因。为了保证眼睛的健康，请同学们一定要端正坐姿，养成良好的书写习惯。

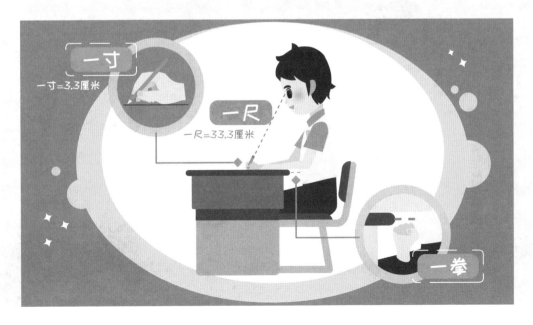

9. "宅"居家中，如何保证每日近视防控所需的"户外活动"？

众所周知，近视防控最有效的方法是有效的"户外活动"，就是沐浴阳光，享受来自大自然的恩赐。大家都知道中小学生需要每天户外活动2小时，每周14小时，户外活动可明显降低儿童青少年近视发生率。而目前新冠肺炎疫情期间，到户外活动已成为奢侈，加之"宅"在家里使用电子产品的时间增加，让很多担心孩子近视发生和发展的家长很挠头。

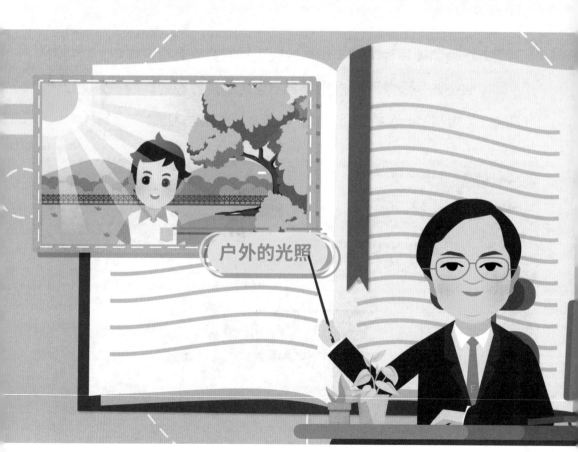

户外的光照

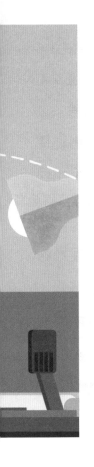

　　其实很多同学和家长可能不太明白，"户外活动"中对近视预防真正起作用的更多是"户外"的光照，而不仅是"活动"。户外阳光可以刺激眼睛的视网膜产生较多的活性物质多巴胺。多巴胺作为一种神经传导递质，可调节眼睛巩膜和视网膜之间的信息传递，促进眼球的正常发育，抑制眼轴的增长，从而达到预防或延缓近视发生发展的效果。

　　因此，疫情期间即使不能出门，我们也应尽可能打开窗户享受阳光，或在自家的阳台上、院子内接受自然光照。也正是在这样的非常时期，一家人才难得有机会围坐，玩一些有趣的家庭游戏，既享受了温馨的家庭时光，也起到预防近视的作用，何乐而不为！

10. 疫情期间，怎样的饮食和睡眠对保护眼睛有好处？

疫情期间，学生与家长共居家中的时间增多，帮助他们培养合理的饮食和睡眠习惯可能是每位父母不得不去考虑的。那怎样的饮食和睡眠习惯是比较合理的呢？下面我们来一起梳理一下。

随着网络课堂的开展，家长们担心同学们用眼过度，如何安排饮食能对眼睛有好处，对预防近视有帮助呢？

（1）首先注意不要挑食，**均衡营养，多吃水果和蔬菜**。

（2）**多吃富含维生素A的食物**，如胡萝卜、白菜、豆芽、豆腐、红枣、橘子以及牛奶、鸡蛋、动物肝脏、瘦肉等食物。在电脑屏幕前学习时间过长，视网膜上的视紫红质会被消耗掉，而视紫红质主要由维生素A合成；并且，维生素A可以缓解干眼和视疲劳症状。

（3）**多食富含维生素B_2的食物**，如动物心脏和肝脏、瘦肉、蛋、乳制品、多种绿叶蔬菜和水果等。缺乏维生素B_2时，眼睛容易出现畏光、流泪、痒、烧灼感，还会出现视觉疲劳，也容易发展为近视。

（4）**多吃含钙的食物**，最好的钙源是乳制品，包括牛奶、酸奶、奶酪等。钙的缺失会使眼球壁的弹性和巩膜组织中胶原物质的含量降低，眼轴变长，导致近视。

（5）多吃含锌的食物，如动物内脏、瘦肉、鱼肉、牡蛎、紫菜等。

（6）少吃甜食，甜食会造成血钙下降，少吃油炸食品，尽量减少零食摄入。

中小学生每天需要保证多久的睡眠时间呢?

小学生应保障每天 10 个小时睡眠时间，初中生为 9 个小时，高中生为 8 个小时。

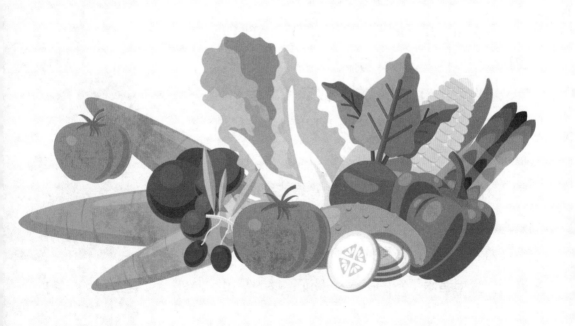

11. 哪些是近视发生的先兆表现？
如何自测是否近视？

疫情期间，同学们"宅"居家中，观看电子产品的时间增多，户外活动时间减少，很多家长会担心孩子会不会因此而近视。非常时期，不方便到医院就诊检查，如何初步判断孩子是否存在近视呢？先看看近视发生初期有哪些表现：

（1）看远处的物体较之前模糊。

（2）看远处物体时眯眼，频繁揉眼。

在家有没有能进行视力检测的方法？

在家可通过家用视力表检查视力，为了方便在家中进行简易的视力检测，**本书最后附有2.5 米（或 5 米）的标准对数远视力表，可以让家长帮助学生在家进行简易视力检测（见附录）**。视力检查时注意该视力表的检查距离是 2.5 米（或 5 米），也就是需要站到离视力表 2.5 米（或 5 米）的地方进行检查，检查时将视力表 1.0（或对数视力表 5.0）行的视标放置于与受检者眼平行的高度，保证足够的亮度。

需特别注意的是，有时候近视可能先出现在一只眼睛，即单眼近视，因此自测时应交替遮盖一只眼睛进行检查。一般先遮盖左眼，检查右眼的视力，然后再遮盖右眼，检查左眼的视力。一般中小学生的正常视力标准为1.0。

发现视力低于正常该怎么办？

疫情期间，如果在家自测发现视力低于正常水平，若不伴有眼红、眼痛等不适，可先不必惊慌。重要的是**做好眼睛的保护**，尽量减少近距离用眼和观看电子产品的时间，避免视力进一步下降。不要盲目相信网上一些关于治疗近视的方法，待疫情过后，再去医院进行详细和正规的检查。

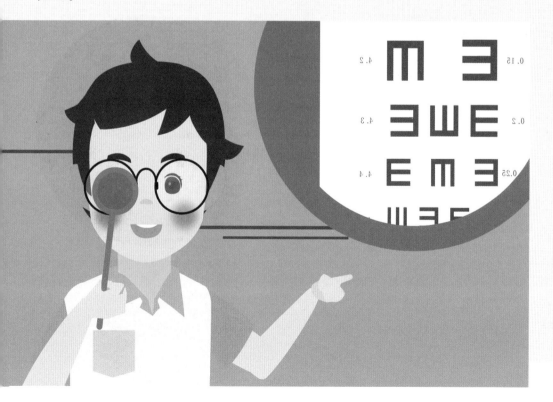

12.

抗击疫情关键时期，出现哪些眼部情况需要及时到医院就诊？

新型冠状病毒肺炎疫情期间，都说要"宅在家里不出门"，那是不是所有的眼睛问题都要等到疫情好转才去看医生呢？不是的，我们需要按照下面的情况分别处理。

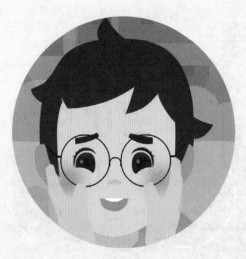

正常视野

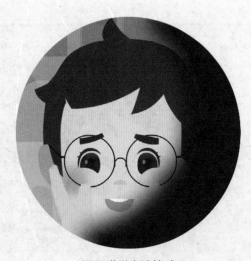

视网膜脱离遮挡感

（1）**几个小时内视力突然明显变差**，眼前有黑影并逐渐变大，或眼前有明显的被黑影挡住的感觉（如图），并一直无好转，即使戴上平常矫正的眼镜也没有好转的话，就需要去找医生治疗了。如果这时候有眼睛红、疼痛，可能是虹膜炎、角膜炎等眼病；如果没有眼睛红、眼睛痛，则可能是视网膜脱离或眼底出血等眼病。

（2）**刚发生的眼部开放性创伤**：如放烟花、车祸等造成的开放性眼外伤，也需要立即寻求医生的帮助。

（3）24小时内发生的眼部急性化学性损伤，如石灰、盐酸、氨水等不小心溅入眼，应马上用大量的生理盐水或水冲洗眼睛，之后马上去医院处理，从而尽可能减少对眼睛的伤害。

（4）**眼睛进了异物**，并一直有怕光、流泪、疼痛等，需要寻求医生的帮助。

注意：就诊前，一定要记得做好个人防护，避免病毒交叉感染。

13.

眼红是不是感染新型冠状病毒的表现？疫情期间，该不该去医院就诊？

在新型冠状病毒感染的病人中，发现有些人同时又伴有结膜炎，也就是我们通常所说的红眼，因此，一部分眼睛发红的同学就很紧张，不知在这个特殊时期，该不该去医院就诊？我们来为大家解答一下：

（1）如果眼睛发红同时还有**发烧、咳嗽、全身没力、胸部疼痛等，或者有和新型冠状病毒肺炎病人接触的经历**，那么一定要先做好自我防护，再到定点医院发热门诊就诊。

（2）如果眼睛发红，无发烧咳嗽，但**视力明显下降、眼睛剧烈疼痛、有大量黄白色眼屎等**，那么先做好个人防护，再到医院眼科寻求医生的帮助。

（3）如果仅有眼睛发红，没有其他不舒服，如为结膜下出血（如图）引起的，或在休息后不舒服明显好转，则可以再继续观察一下，或者通过线上问诊向医生咨询。

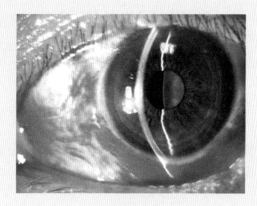

结膜下出血

（4）配戴隐形眼镜或 OK 镜出现眼红的同学，首先应该**停戴隐形眼镜或 OK 镜**，改为配戴框架眼镜。停戴期间如不舒服的情况好转，可先继续观察，如果不舒服逐渐加重，需要做好自我防护并到医院眼科急诊寻求医生的帮助。如果配戴的是软性隐形眼镜，好转后需要换成新镜片；如果是硬性隐形眼镜或 OK 镜，建议进行严格护理，待眼睛恢复正常后继续使用。

14. 疫情期间，隐形眼镜或 **OK** 镜还能不能戴？

新型冠状病毒有可能通过结膜传播，那么，在疫情期间还能不能继续配戴隐形眼镜呢？

如果有发烧、咳嗽、全身没力并有新冠肺炎病人接触的经历，建议先停戴隐形眼镜或 OK 镜，做好自我防护后到定点医院发热门诊就诊。不管是不是新型冠状病毒感染，在身体不舒服彻底好转之前，需要先配戴框架眼镜替代隐形眼镜或 OK 镜，保证眼睛安全。

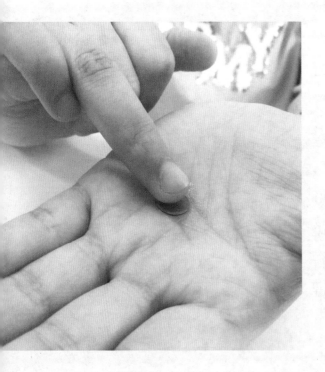

如果身体健康，那就可以继续配戴隐形眼镜或 OK 镜，但必须注意以下事项：

揉搓镜片

（1）如果你戴的是软性隐形眼镜，建议使用日抛型镜片，减少镜片污染的概率；如果配戴的是硬性隐形眼镜，包括OK镜，那就一定要加强镜片、镜盒的每日护理：

1）每天取下镜片后，用多功能护理液揉搓镜片，并将镜片浸泡在有杀菌作用的多功能护理液或双氧水护理液中，不能用生理盐水代替护理液浸泡镜片。

2）每天戴镜前，用多功能护理液或生理盐水冲洗镜片（切记：不可以用自来水或凉白开冲洗镜片）。

3）每周对镜片进行强效消毒和除蛋白护理（可有效杀死细菌、病毒，防止细菌、病毒感染）。

4）要定期地清洗镜盒，一个月更换一个新镜盒。

特别注意：护理液、润眼液瓶子，眼镜盒外表面都有可能沾染细菌、病毒，在戴镜的过程中，接触镜片的手指一定不要触碰瓶子和镜盒。

（2）做好手清洁，包括做好七步洗手法，洗手后晾干双手或用干净纸巾擦干双手才能接触镜片和护理产品。平时建议不要用手揉搓眼睛和鼻子，减少接触感染的概率。

15. 疫情期间，OK镜复查时间到了怎么办？

平常，医生经常叮嘱配戴OK镜的同学，戴镜后1天、1周、1个月、以后每3个月一定要复查，直至1年更换镜片。但在新型冠状病毒疫情期间，为了减少人员聚集，很多人的出行和交通都受到限制，使一部分配戴OK镜的同学无法准时复查，那该怎么办呢？我们给出几条建议：

（1）如果你配戴OK镜**未满1个月**，建议先停戴，等疫情好转后再继续配戴和复查。因为，在初戴OK镜的1个月内，角膜的形状变化较大，度数改变也比较快，容易产生角膜损伤、镜片偏位等问题，因此建议等疫情好转后重新开始配戴并按规定复查。

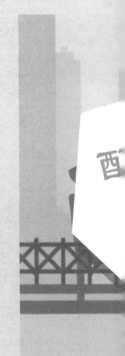

（2）如果你配戴OK镜**超过1个月**，并且看东西清楚，眼睛没有任何不舒服，可以适当延长复查的时间，但不建议延期1个月以上，以避免眼部不良事件的发生。

（3）如果你配戴OK镜**超过1个月**，但配戴时出现**视物模糊、视力时好时差**，或伴有眼睛红、痛、痒、眼屎增多等不适症状，建议先停戴OK镜，换戴框架眼镜，如不适症状仍无好转，做好个人防护后，去医院就诊。

（4）如果配戴的 OK 镜已满 1 年需要更换，建议先停戴 OK 镜，换戴框架眼镜，待疫情好转后再到医院更换 OK 镜。

注：如有异常情况，也可借助医院的线上咨询寻求医生的帮助。

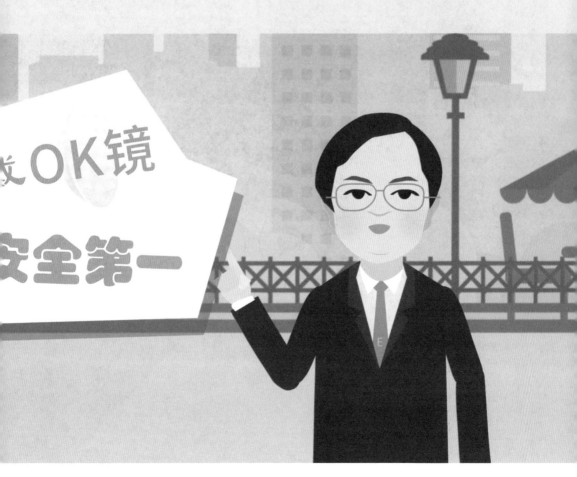

16. 哪些情况需要停止配戴隐形眼镜？

新型冠状病毒肺炎疫情的特殊时期，
哪些情况下我们需要停止配戴隐形眼镜
呢？让我们也来了解一下：

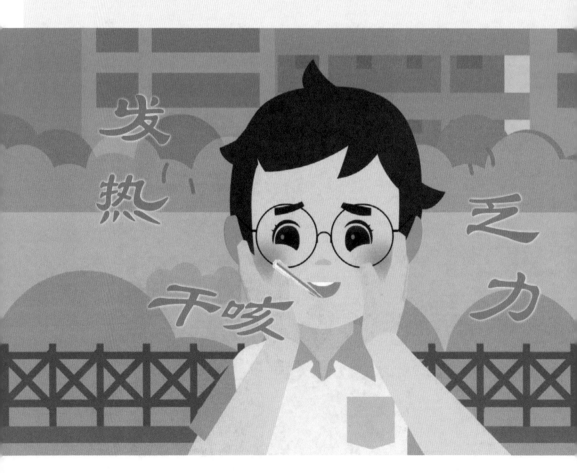

（1）如果确诊为新型冠状病毒感染需要治疗或近期有与新型冠状病毒感染者的接触史，需要隔离观察的，都需要停戴隐形眼镜，等待完全康复或解除隔离后，才可继续配戴隐形眼镜。

（2）如果有发热或明显的卡他症状（如打喷嚏、流鼻涕、鼻塞），建议先停戴隐形眼镜，在症状彻底好转之前，需要以框架眼镜代替隐形眼镜。

（3）配戴隐形眼镜出现视物模糊、视力时好时差，或伴有眼睛红、痛、痒，眼屎增多等不适症状，建议先停戴隐形眼镜，如不适仍无好转，做好个人防护，到医院就诊。

（4）配戴隐形眼镜期间，由于交通受限或不便，无法购买到护理液等用品，为保证镜片的安全使用，建议暂时停戴隐形眼镜直到买到护理用品才能继续使用。

（5）配戴隐形眼镜期间，镜片破损且无备用镜片时，在拿到订购镜片之前需暂时停戴隐形眼镜。

17.

新型冠状病毒传播的途径有哪些？我们该如何预防？

　　新型冠状病毒非常"狡猾"，而且特别"欺软怕硬"。对人群普遍易感，特别是一些"弱者"更容易感染，如老年人及有基础疾病者感染后病情较重，儿童与婴儿也会发病。

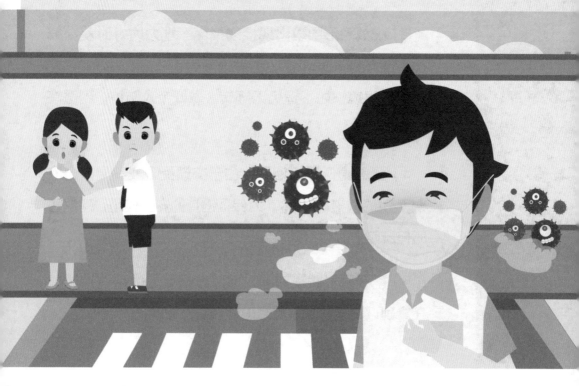

新型冠状病毒感染人主要通过三个途径传播：

（1）**呼吸道飞沫传播**：病人咳嗽、打喷嚏、说话的飞沫都容易在近距离接触后被直接吸入，导致感染；也可能直接进入眼睛接触结膜，导致感染。

（2）**密切接触传播**：飞沫沉积在物体表面，通过接触污染手，再通过手接触口腔、鼻腔和眼睛等处的黏膜进行传播。

（3）**气溶胶传播**：飞沫混合在空气里，形成气溶胶，高浓度气溶胶吸入后可能导致感染，多通风有助于驱散病毒，起到一定的预防作用。

怎样才能预防感染呢？下面的好办法严格做起来，就能起到保护自己、打败病毒的作用。

（1）**强自身**：增强自身的抵抗力，保持有规律的作息时间，保证充足的睡眠时间，多运动，锻炼身体。

（2）**隔距离**：尽量避免接触可能有病毒传染的环境，应避免到人群聚集的地方，人与人之间保持1米以上的距离。

（3）**戴口罩**：做好自身的防护，当出门到人多的地方去时，带好合适的口罩。

（4）**多通风**：即使在家中，也建议尽可能多通风。

（5）**勤洗手**：应该保持手卫生，通常的接触传播往往通过手传播，要按照规范的七步洗手法勤洗手。

（6）**早发现**：在家自测体温，密切关注咳嗽症状和体温升高的情况，发现可疑症状时需要及时就诊。

18. 如何做好防护，避免眼睛传播？
平常需要配戴护目镜吗？

　　科学家发现新型冠状病毒很容易感染人体的黏膜组织，像鼻黏膜、呼吸道黏膜，还有眼睛的黏膜（结膜）。有的新型冠状病毒感染的病人以眼科症状为首发表现：如结膜炎。眼部传染途径虽不明确，但仍存在飞溅物（如血液飞溅物、插管时飞溅物等）和飞沫传播（打喷嚏或者咳嗽）、接触传播（例如手擦眼睛）、粪 - 眼传播、鼻 - 眼传播、口 - 眼传播（通过污染的手或者物体），以及眼部分泌物和泪液传播等的可能性。

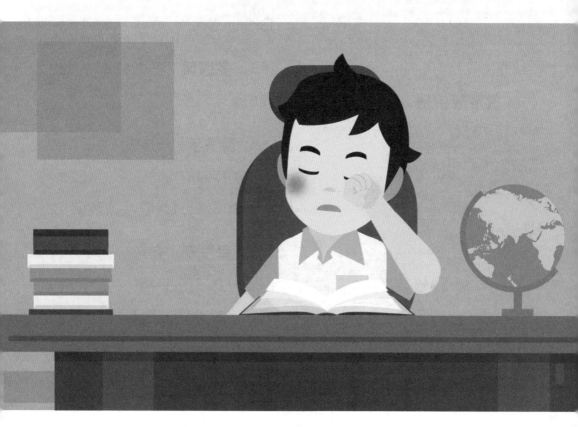

因此眼睛可能是容易感染的部位，同学们可以通过培养以下的好习惯进行防护：

（1）避免用手揉眼：揉眼不是个好习惯，病毒会通过接触进行传播，如果手不小心接触到病毒，揉眼睛可能会造成感染。

（2）不随意丢弃眼部分泌物或者泪液的擦拭物。

（3）以下情况停止配戴隐形眼镜：出现发热或明显的卡他症状（打喷嚏、流鼻涕、鼻塞、流泪等）；出现眼部不适、眼红、刺痛、流泪、怕光等症状；近期与新冠肺炎病人有接触需要医学观察或为新冠肺炎疑似或确诊患者。

（4）出现眼睛红的现象，可以咨询眼科医生或就诊眼科，根据医生的交代进行针对性处理。

（5）在一些医疗行为中，如进行吸痰、气管插管、气管切开等操作的高危人员需戴正压防护面罩，包括护目镜。

可见，一般情况下不需要戴护目镜，但医护人员在护理和诊治病人的过程中，有可能发生飞溅的体液、近距离气溶胶、近距离飞沫进入眼睛时需要全程使用护目镜。

19. 疫情期间在家为什么要勤洗手？怎样洗手才正确？

从小我们就知道一个道理："病从口入。"实际上，在"病从口入"的过程中，两只手扮演了很不光彩的角色。一般来说，我们的一只手上黏附有 40 多万个病菌，大部分病菌是经过手直接送进口中去的，也可以说是"病经手入"。

病毒容易感染人体的黏膜组织，如鼻黏膜、眼睛的结膜、呼吸道的黏膜。而有些同学会有一些不好的习惯，如用手抠鼻子、揉眼睛，可能造成鼻子、眼睛黏膜的破损，使呼吸道中的病菌、手上的病菌乘虚而入，致使健康的身体受到侵袭。

病毒和细菌都非常小，肉眼根本看不见和发现不了它们，不能满足于"眼不见为净"，以下情况需要洗手：翻看书本前后、咳嗽或打喷嚏后、吃饭前、上厕所后、手脏时、接触他人后、接触过动物后、外出回来。

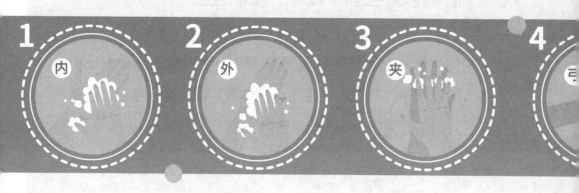

不仅要养成勤洗手的好习惯，正确的洗手方法也很重要，掌握正确的洗手方法也是有助于同学们健康成长的好习惯。

（1）要使用流动的水，打开水龙头冲洗手，而不是在脸盆里洗手。

（2）双手要充分淋湿，取适量皂液均匀涂抹至整个手掌，按七步洗手法彻底揉搓，冲净双手。

（3）按照七步洗手法，彻底清洁（步骤不分先后，每步至少5个来回）。

（4）口诀是："内外夹弓大立腕。"

第一步：【内】手心是手的内侧，掌心相对，手指并拢，相互揉搓；
第二步：【外】手背是外侧，手心对手背沿指缝相互揉搓，交换进行；
第三步：【夹】掌心相对，双手交叉指缝，相互夹住，相互揉搓；
第四步：【弓】弯曲手指，手背弓起来，使指关节在另一手掌心旋转揉搓，交换进行；
第五步：【大】右手握住左手大拇指旋转揉搓，交换进行；
第六步：【立】将五个手指尖并拢立起来，放在另一个掌心旋转揉搓，交换进行；
第七步：【腕】右手握住左手腕部揉搓，交换进行。

（5）可以用一次性纸巾擦干，非感应性水龙头可使用一次性纸巾开关水龙头，烘手机烘干也是很好的方法。

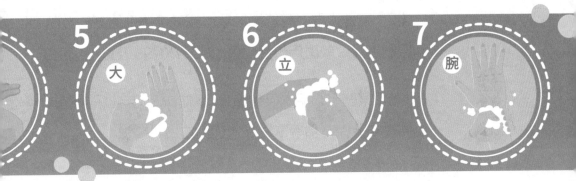

20. 如何选择合适的口罩？

在这次疫情中，相信同学们都已养成戴口罩的习惯了。戴口罩是防御病毒的重要手段，但是口罩的种类很多，不合适的口罩起不到防护作用。**不同场合和不同人群需要根据不同的使用目的选择不同的口罩，**不同的口罩有不同的作用，如阻挡灰尘或尘土等较大颗粒进入，阻挡如PM2.5等小颗粒进入，阻挡飞沫携带的病毒、细菌进入和咳嗽者防止飞沫扩散等。

（1）一般人，如普通民众、公共交通司乘人员、出租车司机、环卫工人、公共场所服务人员等，建议戴一次性使用医用口罩，有条件且身体状况允许的情况下，戴医用外科口罩。

（2）特殊人群，可能接触疑似或确诊病例的高危人群，原则上建议戴医用防护口罩（N95/KN95及以上级别）。

（3）某些心肺系统疾病病人，戴前应向专业医师咨询，并在专业医师指导下选择合适的口罩。

（4）根据国家卫生健康委员会的建议，儿童在家推荐不戴口罩或戴普通口罩，集中学习的场合推荐一次性使用医用口罩，居家隔离者及其家人推荐戴医用外科口罩。

（5）选择正规渠道购买合格口罩，比如药店。

（6）根据下面图示，按防护的目的选择合适的口罩类型。

普通口罩：不能预防传染病　　　　**医用口罩：预防呼吸道传染病**

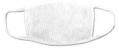

棉布口罩：

防风保暖

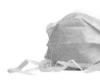

一次性使用医用口罩：

一般外出场合

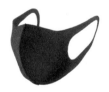

新材料口罩：

防雾防霾

医用外科口罩：

居家隔离

人流密集场所工作

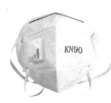

带呼吸阀的防护口罩：

防雾防霾，

不能阻断传染病传播

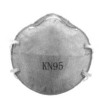

医用防护口罩：

疫情相关医疗场所

病人及密切接触人员

21. 怎样才是正确戴口罩的方法？

　　同学们都养成了在公共场合戴口罩的好习惯，但不是戴上口罩就行了，要正确地戴才能发挥口罩的防护作用。要知道戴口罩的常识：如常用的一次性使用医用口罩和医用外科口罩，连续戴 4 小时就需要更换，污染或潮湿后也应该更换，不能用水洗了反复使用。

　　介绍一下正确戴医用外科口罩的小本领：

（1）要用口罩把鼻子、嘴巴及下巴都罩住才行，口罩下方的带子系于脖子后，上方的带子系于头顶中部。

（2）要将双手指尖放在鼻夹上，从中间位置开始，用手指向内按压，并逐步向两侧移动，根据鼻梁形状塑造鼻夹，保持相对的"不漏气"。

（3）调整系带的松紧度，保持"不漏气"又不会太紧。

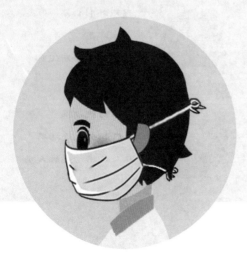
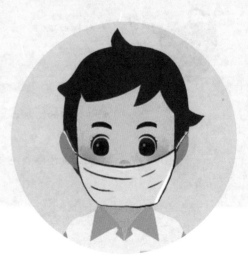

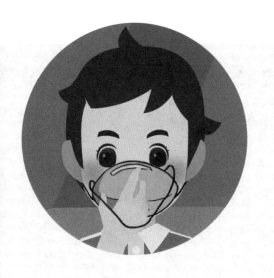
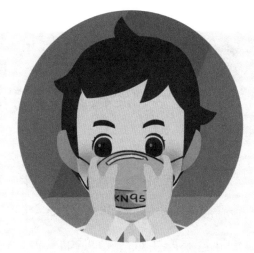

戴医用防护口罩的小本领：

（1）用一只手托住防护口罩，把有鼻夹的一面朝向外面。

（2）将防护口罩罩住鼻、口及下巴，鼻夹部位向上紧贴面部。

（3）用另一只手将下方系带拉过头顶，放在颈后双耳下。

（4）再将上方系带拉至头顶中部。

（5）将双手指尖放在金属鼻夹上，从中间位置开始，用手指向内按鼻夹，并分别向两侧移动和按压，根据鼻梁的形状塑造鼻夹。

摘口罩的正确方法：

（1）千万不要用手接触口罩的外面部分（污染面）。

（2）可以先用手解开下面的系带，再解开上面的系带。

（3）用手仅捏住口罩的系带，丢至垃圾袋内。

22. 疫情期间，家长如何帮助中小学生保持良好的心理状态？

突如其来的疫情改变了学生的学习和生活方式，他们会出现紧张和忧虑的情绪，还有居家的不自由感。长期"宅"在家中不能出门，学生们还容易产生烦躁易怒的心理。学校"停课不停学"，要求学生在家上网课学习，各种不曾经历过的小困难和小挫折都容易引起他们的消极情绪。下面的一些小建议有助于家长和学生保持良好的心理状态，一起度过这段有些艰苦，却很难得的亲子相处时间。

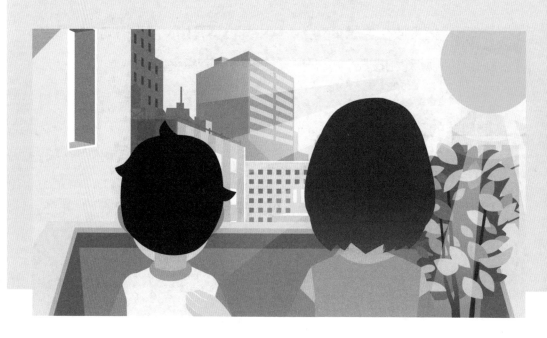

（1）正能量相互传递。恐慌和紧张情绪其实和"新冠病毒"一样，也有"传染性"，家长要做榜样，先调节好自己的情绪，不把负面情绪传递给孩子。鼓励孩子也以正能量的情绪影响身边的人，让孩子理解这次疫情，以及居家隔离的重要性，学会用正确的态度面对问题，增强他们勤洗手、出门戴口罩等好习惯的意识。

（2）善于发现和理解负面情绪，并加以正确引导，烦躁、抱怨、恐惧、怀疑等负面情绪在特殊时期都是可能存在的，但不要持续累积和积压，需要及时给予正面疏导和缓解。如引导孩子用专门的时间进行简单的放松活动，如腹式呼吸、肌肉放松法、室内运动、听音乐和阅读来帮助他们减压，保持积极心态。

（3）制订全家规律有序的作息表，规律有序的生活有助于构建内在稳定的心理，包括全家每天的生活、休息、学习、娱乐和健身活动安排，不仅有个人完成的，也要有全家一起参与的手工、画画、亲子游戏、室内运动、家务等活动。

（4）居家也要有独处时间，家庭成员间多一些理解和信任。相处时间多了，免不了出现矛盾和冲突，可以给予孩子一定的独处空间。尊重独立和独处的需求，多些商量和鼓励，少些管制和唠叨。碰到争吵，可以主动暂停一下，等情绪稳定后再沟通。

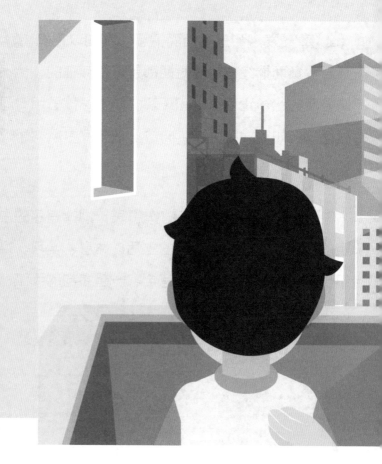

（5）做网络的主人，培养自我管理的能力。随着网络使用时间的延长，家长会担心孩子沉迷网络，目前的情况下不需要完全禁止孩子使用手机和电脑上网，但要与孩子确定好双方都认可的使用规则，明确时间、内容和方式，并要认真遵守，保护好视力和身体健康。家长也要以身作则，控制好自己使用手机和电脑网络的时间，发挥好榜样的作用。

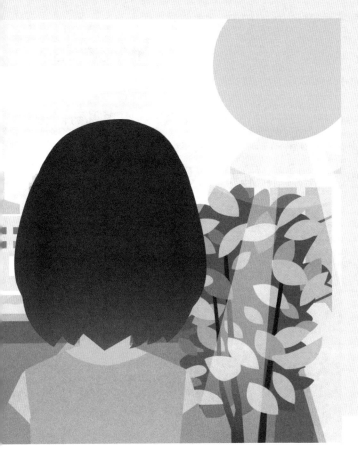

附录 标准对数远视力表（两用）及使用方法

　　本视力表可采用两种距离（2.5米或5米）进行检查，可根据家中实际情况选用。

　　1. 检查距离: 2.5米(或5米)，是指需要站到离视力表2.5米 (或5米) 的地方进行检查。应将1.0 (或对数视力表5.0) 行的视标放置于与受检者眼平行的高度。

　　2. 一般先遮盖左眼，检查右眼的视力，然后再遮盖右眼，检查左眼的视力。

　　3. 检查时，受检者从上至下指出"**E**"字形视标开口的方向，其所能看清的最小一行视力读数，即为该眼的视力。一般中小学生的正常视力标准为1.0。

52检